BEI GRIN MACHT SICH IHR WISSEN BEZAHLT

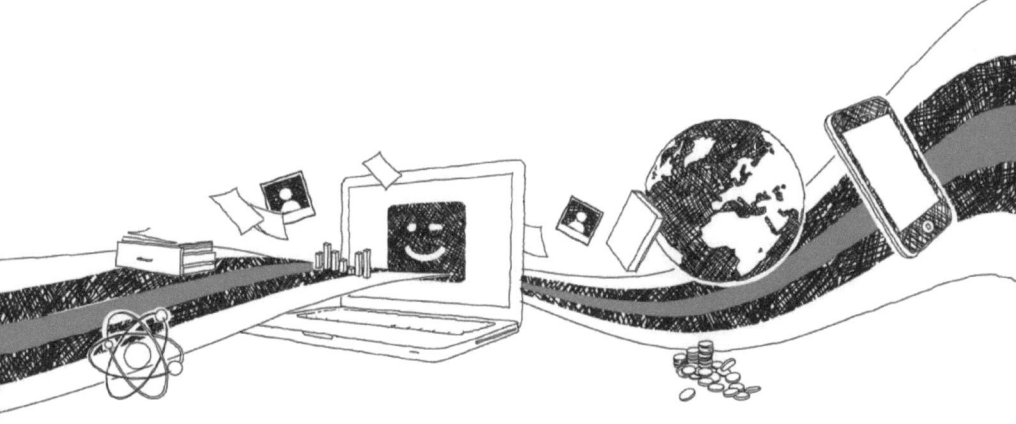

- Wir veröffentlichen Ihre Hausarbeit, Bachelor- und Masterarbeit

- Ihr eigenes eBook und Buch - weltweit in allen wichtigen Shops

- Verdienen Sie an jedem Verkauf

Jetzt bei www.GRIN.com hochladen und kostenlos publizieren

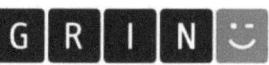

Betriebliches Gesundheitsmanagement (BGM) in der Pflege

Candy Konz

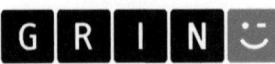

Bibliografische Information der Deutschen Nationalbibliothek:

Die Deutsche Nationalbibliothek verzeichnet diese Publikation in der Deutschen Nationalbibliografie; detaillierte bibliografische Daten sind im Internet über http://dnb.d-nb.de abrufbar.

ISBN: 9783346698865
Dieses Buch ist auch als E-Book erhältlich.

Druck und Bindung: Books on Demand GmbH, Norderstedt Germany
Gedruckt auf säurefreiem Papier aus verantwortungsvollen Quellen

Das vorliegende Werk wurde sorgfältig erarbeitet. Dennoch übernehmen Autoren und Verlag für die Richtigkeit von Angaben, Hinweisen, Links und Ratschlägen sowie eventuelle Druckfehler keine Haftung.

Das Buch bei GRIN: https://www.grin.com/document/1257673

Deutsche Hochschule für
Prävention und Gesundheitsmanagement
Hermann Neuberger Sportschule 3
66123 Saarbrücken

Einsendeaufgabe

Fachmodul:	Betriebliches Gesundheitsmanagement I
Studiengang:	MPGM
Datum Präsenzphase:	01.07 – 03.07.2019
Name, Vorname:	Konz, Candy
Studienort:	**München**
Semester:	**SS 2018**

Inhaltsverzeichnis

1 Belastungen für die Berufsgruppe „Pflege"

Die Belastungen in der Berufsgruppe „Pflegeberufe" umfassen mehrere Bereiche. Im Folgenden werden aus den drei zentralen Belastungsfaktoren jeweils ein spezifisches Beispiel genannt und erläutert.

1.1 Belastungen in der Pflege-Residenz

1.1.1 Körperliche Belastung

Ein zentraler Belastungsfaktor in Bezug auf körperliche Belastung im Pflegeberuf stellt das Heben und Tragen schwerer Lasten dar. Konkret handelt es sich bei der Begrifflichkeit „schweren Lasten" in dieser Branche um die Bewohner der Pflegeeinrichtung. Diese Art der Belastung ist zentrales Element zur Einleitung unterschiedlichster Tagesabläufe. Je nach Pflegebedürftigkeit und Gesundheitszustand des Bewohners beginnt der Tag für die Pflegekraft damit, Bewohner im Bett aufzurichten oder deren Position zu ändern, um diese bspw. zu Nahrung zu zuführen oder zu waschen. Weitere Handlungsabläufe sind die Umsetzungen von Bett zu Rollstuhl, von Rollstuhl in die Badewanne oder hingefallene Bewohner, die aus eigener Kraft nicht mehr aufstehen können aufzurichten. Mit 72% Häufigkeit, der in dieser Berufsgruppe vorkommenden Belastung, stellt es neben dem Arbeiten im Stehen (91%) die zweithöchste Belastungsart dar (Bundesanstalt für Arbeitsschutz und Arbeitsmedizin, 2012).

1.1.2 Psychische Belastung

Aus einer repräsentativen Umfrage der Hans-Böckler-Stiftung aus dem Jahr 2016 geht hervor, dass mit einer Häufigkeit von 66,8 %, Störungen und Unterbrechungen zum Arbeitsalltag in Pflege- und Sozialberufen gehören (Helmrich, R. et al., 2016). Die Gründe hierfür liegen am Mangel an Pflegepersonal, dem hohen Krankenstand (bspw. 7,31% - Muskelskelettale Erkrankungen) in den Pflegeberufen[1] und dem stetigen Anstieg der Heimauslastung aufgrund des demographischen Wandels. Die beschriebene Ausgangssituation in Verbindung mit vielschichtigen Aufgaben resultiert in unplanmäßigen und unstetigen Arbeitsabläufen, die ein ruhiges und produktives Arbeiten schwer realisierbar machen.

---

[1] www.Aerzteblatt.de

1.1.3   Sozio-kulturelle Belastung

Neben den bereits genannten Belastungen (vgl. 1.1 und 1.2) wird die Diskussion um das Einkommen in den Pflegeberufen immer wieder thematisiert. Laut dem Pflegereport 2016 herrscht eine generelle Unzufriedenheit mit der monetären Vergütung (vgl. Bräutigam et al. 2014: 8, 27ff., 55, 39ff.; Simon et al. 2005: 42f.). In einer Befragung zur Berufszufriedenheit im Bereich der Pflegeberufe aus dem Jahr 2011 landete dieser auf dem 32ten Rang (Rang 1= sehr zufrieden – 38 = sehr unzufrieden) (vgl. Deutsches Ärzteblatt, Heft 17, 2011). Bis heute hat sich die Vergütung zum wirtschaftlichen Vorteil der Arbeitnehmer dieser Branche nicht verbessert. Das Bruttoeinkommen bei einer 38-Stunden-Woche liegt bei 2.412 Euro im Monat. Je nach Geschlecht, Berufserfahrung, Tarifzuordnung, Sonderzuschläge und Arbeitsplatz Ost oder West schwankt das Bruttogehalt zwischen 1.855 Euro und 3.131 Euro monatlich [2]. Das bundesweite Einkommen liegt derzeit bei 3.880 Euro[3]. Somit ist ein Unterschied von durchschnittlich 1468 Euro zu Ungunsten der Pflegeberufe zu verzeichnen.

1.2   Differenzierung Belastung und Beanspruchung

Die Belastung umschreibt die Gesamtheit aller erfassbaren Einflüsse, die von außen auf den Menschen einwirken. Diese sind anfänglich lediglich als neutral einzustufen. Erst durch intraindividuelle Unterschiede in der Wahrnehmung und in der Gegebenheit der Aufgabenerfüllung durch die vorhandenen Ressourcen wird diese zu einer Belastung, die positive oder negative Effekte auslösen (vgl. Rohmert & Rutenfranz, 1975, S. 8).

1.2.1   Gesunderhaltende / positiv herausfordernde Belastungen

1. Beispielhafte Darstellung: Heben von schweren Lasten

Pflegekraft A ist relativ neu im Beruf, jung, sehr motiviert und sportlich aktiv. Darüber hinaus konnte sie an einem Workshop „Richtiges Heben und Tragen" teilnehmen. Sie ist in der Lage, aufgrund ihrer körperlichen Leistungsfähigkeit und der vorhandenen Methodenkompetenz über das korrekte Heben, sogar schwere Bewohner ohne große Mühen zu bewegen und umzulagern.

---

[2] www.lohnspiegel.de
[3] www.statista.com

Ihre Grundfitness und das Wissen aus dem Workshop stellt für sie keine Funktionsminderung dar. Im Gegenteil, sie übt täglich das rückengerechte Heben und stärkt auf diese Weise ihr Skelett – Muskel – System.

2. Beispielhafte Darstellung: Termin- und Leistungsdruck

Hauptgrund für den erhöhten Termindruck in der Pflegeresidenz ist das Verhältnis von Pflegepersonal zu Bewohnerdichte. Aufgrund des vorherrschenden Krankenstandes fällt dies zu Ungunsten der Mitarbeiter aus. Um den Zeitdruck auszugleichen, kann Pflegekraft B eigene Techniken und Arbeitsabläufe entwickeln, um den erhöhten Anforderungen entgegenwirken zu können. Das Resultat ist eine erhöhte Resilienz gegenüber Termindruck und eine Verbesserung der Arbeitseffizienz.

1.2.2 Überbeanspruchung (krankmachend)

1. Beispielhafte Darstellung: Heben von schweren Lasten

Pflegekraft C ist jung, seit wenigen Jahren im Pflegedienst, übergewichtig und aufgrund der Schichtarbeit nicht sehr motiviert Sport zu treiben. Einen passenden Lehrgang zum Thema „Heben und Tragen von schweren Lasten" hat sie bisher nicht besuchen können. Sie klagt über Rückenschmerzen und hat mittlerweile Probleme bei der Lageänderung der Bewohner. In diesem Fall besteht das Problem in den typologisch bestimmten individuellen Eigenschaften und Fähigkeiten. Das Unwissen über die Hebetechnik sorgt unter anderem für eine Überforderung des Rückens und könnte bis zur Schädigung führen.

2. Beispielhafte Darstellung: Termin- und Leistungsdruck

Pflegekraft D ist jung, seit wenigen Monaten im Pflegedienst und eine verlässliche Mitarbeiterin. Aufgrund der fehlenden Erfahrung und Routine im branchenspezifischen Arbeitsalltag, könnte sie den anfallenden Aufgaben nicht gewachsen sein. Dies kann zur Folge haben, dass sie durch die Kürzung der eigenen Pause versucht die fehlende Zeit zu kompensieren. Dadurch fehlen wiederum die Regenerationszeiten, was sich auf die Arbeitsqualität, in Form von Fehlern, auswirkt. Für Pflegekraft D könnte das es eine Belastung darstellen. Sie könnte sich ihrer Aufgabe nicht mehr gewachsen fühlen, wodurch der Druck zusätzlich ansteigen würde. Das Risiko für psychische und körperliche Erkrankung kann somit steigen (vgl. Simon et al., 2005, S. 15, 22).

2 Handlungsansätze und Formulierung der Zielsetzung Pflege – Residenz

2.1 Handlungsansätze

Mit der Nennung der jeweiligen Handlungsansätze erfolgt zugleich eine Zuordnung zu den übergeordneten Aspekten, sowie die Vergabe der Prioritäten.

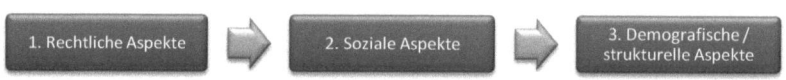

Abbildung 1: Priorisierte Handlungsansätze

Begründung:

An die erste Stelle wurden die rechtlichen Aspekte gesetzt, da Unternehmen gesetzlich dazu verpflichtet sind (ArbSchG), auf die Gesundheit der Angestellten zu achten und diese betrieblich zu fördern. Gefährdungsbeurteilungen zu Arbeitsstätten, Arbeitsplätzen, Arbeits- und Fertigungsverfahren, sowie zu Arbeitsabläufen und Arbeitszeiten basieren unter anderem auf §§ 5, 6 Arbeitsschutzgesetz und sind für Unternehmen verpflichtend. Des Weiteren sollen rechtliche Konsequenzen wie Strafen und Bußgelder vermieden werden und die Reputation des Unternehmens Pflege – Residenz erhöht werden. Den Mitarbeitern dient dieser Handlungsansatz als Indiz dafür, dass sich das eigene Unternehmen um sie sorgt und die derzeitige Situation als wichtig erachtet. Darüber hinaus sind die gewonnen Daten für das Unternehmen für weitere konkrete Maßnahmen von zentraler Bedeutung.

Mit dem Gesichtspunkt „soziale Aspekte" an zweiter Stelle, folgt die eigentliche Aufgabe des Unternehmens, Missständen im Bereich Gesundheit und Belastung der Mitarbeiter entgegenzuwirken. In diesem Teilaspekt nehmen eingeführte Maßnahmen aufgrund ihrer Synergieeffekte eine bedeutende Rolle ein. Ein hoher Krankenstand führt in der Pflege unwillkürlich zu einer Erhöhung der Arbeitsdichte. Diese Belastung wiederum kann zu einer Beanspruchung aufgrund bspw. fehlender Erholungszeiten, unplanmäßiger Schichtwechsel oder Präsentismus führen, was sich in einer verminderten Leistungsfähigkeit widerspiegeln kann (Zander & Busse 2012, S. 111).

Auch an dieser Stelle kommt der Punkt der Reputation zum Tragen. Das Unternehmen nimmt sich seiner Verantwortung gegenüber den Beschäftigten an und könnte in Folge dessen die Verbundenheit zwischen dem Mitarbeiter und dem Unternehmen zusätzlich stärken.

Der demografische Ansatz ist ebenso ein wichtiger Punkt, der im dargestellten Fall einen positiven Einfluss auf den zweiten Handlungsansatz nehmen soll. Zudem ist es ein Anliegen die Nachhaltigkeit in den Blickpunkt zu rücken. Aufgrund der längeren Implementierungsphase bzw. erkennbare Ergebnisse, wird dieser Ansatz jedoch hintenangestellt. Es soll sich vorrangig den Ansätzen gewidmet werden, deren Nutzen eher realisierbar sind.

2.2 Zielkonzeption

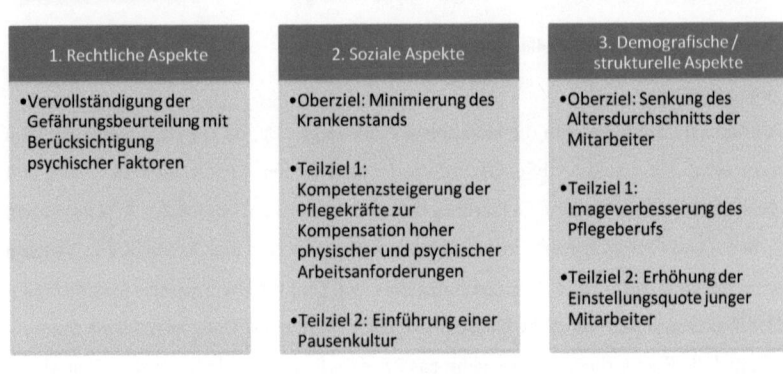

Abbildung 2: Handlungskonzepte in Gliederung mit Oberzielen

Die Gefährdungsbeurteilung (GBU) beschreibt den Prozess der systematischen Erfassung und Bewertung aller relevanten Gefahren, die ein Arbeitnehmer im Zuge seiner Pflichterfüllung am Arbeitsplatz ausgesetzt ist. Im ersten Teilziel soll die GBU durch die psychische Komponente komplettiert werden und das zweite Teilziel die Entwicklung adäquater Maßnahmen darstellen. Die hieraus erzielten Ergebnisse dienen der Maßnahmenentwicklung zum Schutz und Früherkennung von Gefährdungen, um gesundheitlichen Beeinträchtigungen rechtzeitig entgegenzuwirken zu können (Bundesanstalt für Arbeitsschutz und Arbeitsmedizin, 2014).

Für die Pflege – Residenz ist die vollständige GBU von immenser Wichtigkeit. Sie stellt die Basis für jede weitere Maßnahme dar und wird als Oberziel gekennzeichnet. Mit Hilfe der gewonnenen Daten können die erforderlichen Maßnahmen konkretisiert werden. Sie zeigt bspw. Schwachstellen in der Ausstattung, in der Arbeitsorganisation oder Gefährdungen durch Krankheitserreger auf.

Die Minimierung des Krankenstandes soll u.a. im Zuge der Verhaltensprävention durch die Einführung eines passenden Vortrags- und Schulungskonzepts gesichert werden. Ziel ist es, den Krankenstand mittels der geschilderten Maßnahmen innerhalb eines halben Jahres um 0,5% zu senken. Aufgrund eines stressigen und zeitintensiven Arbeitsalltags entstehen bei den Mitarbeitern persönliche Engpässe hinsichtlich Erholung, Ernährung, Bewegung und die Chance auf Fortbildungen (z.b. Heben und Tragen von Lasten, Umgang mit Stress und Work – Life Balance). Der Mitarbeiter sollte unterschiedliche Tools in die Hand bekommen, um unterschiedlichen Arbeitsbelastungen entgegenzuwirken. Als Beispiel können mit dem richtigen Wissen Fehlhaltungen in der Arbeit vermieden werden, richte Hebetechniken Verletzungen vorbeugen oder Entspannungstechniken zur Stressreduktion beitragen. Zusätzlich kann hierzu ein gesundheitsförderndes Netzwerk geschaffen werden um den Mitarbeitern den Einstieg in die selbstverantwortliche Gesunderhaltung zu erleichtern. Durch das Offerieren von bspw. Rabatten oder Boni wird der Zugang zu bestimmten Produkten oder Dienstleistungen begünstigt und wodurch der Mitarbeiter zusätzlich profitiert und eine weitere Barriere verhindert wird.

Das zweite Teilziel „Einführung einer Pausenkultur" umfasst mehrere Komponenten. Nach Erhebungen der Bundesanstalt für Arbeitsschutz und Arbeitsmedizin (2014) haben 20,7 Prozent der Pflegekräfte in Krankenhäusern, stationären und ambulanten Pflegeeinrichtungen nur selten Zeit für eine Pause. 19,6 Prozent können während der Arbeit nie eine Pause nehmen. Aufgrund der derzeitigen Situation soll für den Anreiz die Pause doch einzuhalten, ein separater Raum geschaffen werden. Diesen dürfen die Mitarbeiter gestalten, um die Akzeptanz zur Nutzung des Raumes zu erhöhen. Die Pflegekräfte sollen so die Möglichkeit haben in diesem Raum „abschalten" zu können und die Zeit mit sich zu „genießen". Die Führungsebene sieht in diesem Fall mehrere kurze Pausen vor, da längere Pausen sich aktuell als schwierig darstellen.

Studien zeigen auf, dass mit zunehmendem Alter die Krankheitshäufigkeit bzw. Arbeitsunfähigkeitstage zunehmen (vgl. BARMER Gesundheitsreport, 2017, S. 81). Wird dieser Umstand auf die Pflege-Residenz übertragen, bedeutet dies, dass die „Verjüngung der Belegschaft" mehrere positive Effekte mit sich führt. Niedrige Fehltage bedeuten eine höhere personelle Verfügbarkeit. Anfallende Aufgaben können daher unter anwesendem Personal besser aufgeteilt werden. Dies würde bereits eine weitere Entlastung, in Form einer gelockerten Arbeitsdichte, bedeuten. In Summe sollen sich auf diese Weise weitere Verbesserungen wie z.B. ein geringerer Zeitdruck, planmäßige Schichtverteilung oder mehr Ruhezeiten einstellen. Die Konzeptentwicklung für ein Personal Recruiting, das vermehrt das Anwerben junger Menschen forciert, gepaart mit der Imageverbesserung des Pflegeberufs (Ruf der Pflege – Residenz), sollen die Personalverjüngung vorantreiben. Ein solches Konzept bedarf einer hohen Vorbereitung, da hier u.a. Leitbild, Vision und Mission des Unternehmens angepasst werden müssen. Das Konzept soll innerhalb eines Jahres implementiert sein und den Altersdurchschnitt binnen eines weiteren Jahres um vier Jahre gesenkt haben. Die Quantifizierung des Images kann schwer gemessen werden. Möglichkeiten bzw. Anregungen zur Imageverbesserung des Berufs können auf Internetplattformen wie Bewertungsportalen oder Umfragen bei Angehörigen und Besuchern eingesetzt werden. Ob der Beruf fortwährend an Attraktivität gewinnt ist von mehreren Faktoren, wie Mitbewerber und Politik, abhängig und somit schwer beeinflussbar.

3 Konzeption und Planung des BGM – Projekts

3.1 Die ersten Schritte im BGM – Konzept 0911805873

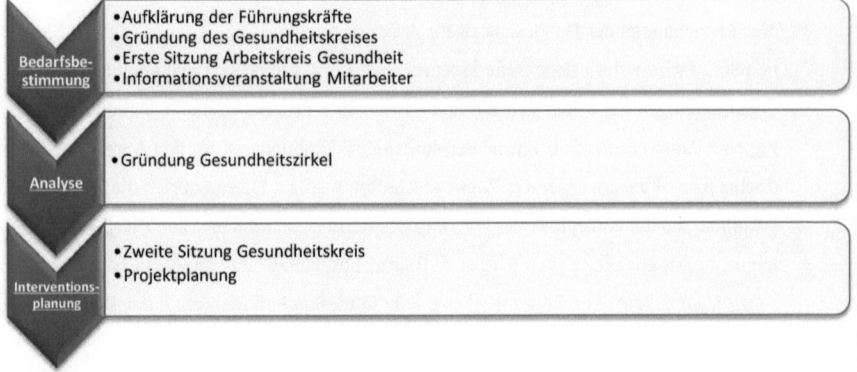

Abbildung 3 - Chronologie integriert in Teilen des 6 Phasenmodell der DHfPG eines gesamtheitlichen BGM

3.1.1 Erläuterung zur chronologischen Vorgehensweise

Jeder Betrieb hat unterschiedliche Anforderungen und Besonderheiten bei der Einführung eines BGM-Programms zu beachten. Im vorliegenden Beispiel steht zu Beginn, mit Schritt 1, die Sensibilisierung der Führungskräfte. Hierbei sollen rechtliche Aspekte, sowie die Wirkung von Partizipation der Unternehmensführung auf die psychosoziale Gesundheit der Mitarbeiter, den Führungskräften aufgezeigt werden.

Mit dem nächsten Schritt (2) „Gründung des Gesundheitskreises" erfolgt der erste direkte projektbezogene Part. Der Gesundheitskreis ist die Anlauf- und Koordinationsstelle für das Gesamtprojekt BGM und dient in den verschiedenen Phasen als Steuer- und Überwachungselement. So ist neben der Planung, die Bearbeitung und Umsetzung von Veränderungsvorschlägen von bereits laufenden Interventionsmaßnahmen ebenfalls dort verortet. Zur Gründung zählt die Einberufung der beteiligten Personen, die aus verschiedenen Arbeitsbereichen stammen. Wichtig hierbei ist, die Zugehörigkeit der Teilnehmer den Bereichen, die das Projekt direkt betreffen, entsprechend zu wählen. Jeder Teilnehmer bringt unterschiedliche Kompetenzen mit, die maßgeblichen Einfluss auf den Projektinhalt nehmen. Die Mitglieder setzen sich aus folgenden Personen zusammen (s. Abb.4): Dem Geschäftsführer, zwei seiner Angestellten sowie der Stationsleitung, der Krankenkasse und einem externen Moderator.

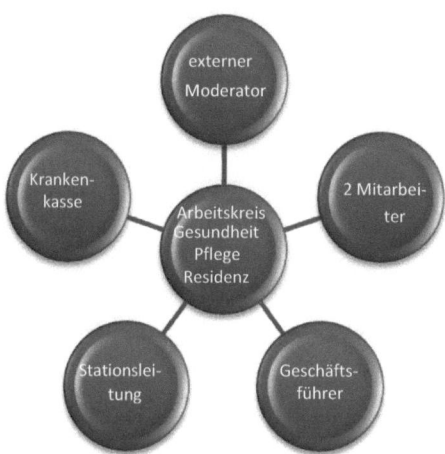

Abbildung 4 - Gesundheitskreis für Pflege - Residenz

Die Krankenkasse wird zusätzlich eingebunden, um im laufenden Prozess relevante Kennzahlen zu übermitteln. Somit können weitere brancheninterne Vergleiche durchgeführt werden.

Nach der Benennung des Projektleiters folgt die erste Sitzung des Arbeitskreises (3). Die Konzeptplanung umfasst die erste Sichtung der bisherigen Daten und Kennzahlen, aus denen erste Grobziele abgeleitet werden. Des Weiteren werden die Analyseinstrumente wie die GBU und Inhalte der Mitarbeiterbefragung erarbeitet. Bereits in dieser Phase wird die Evaluationsstrategie für das Projekt entwickelt. Das BGM unterliegt dynamischen

Prozessen und sollte von Anfang an ein Instrument zu Sicherung und schnellen Adaption inkludieren.

Damit alle Mitarbeiter Informationen über die anstehenden Prozesse erhalten können, wird eine „Kick – Off" Veranstaltung durchgeführt.

Der im Anschluss (nach dem Berliner Modell) gegründete Gesundheitszirkel (5) ermittelt im jeweiligen Arbeitsbereich Ursachen für Belastungen, analysiert diese und erarbeitet Lösungsvorschläge. Im Rahmen der Analyse stehen zwei Schwerpunkte im Vordergrund: 1. Sollen Faktoren identifiziert werden, die maßgeblich Einfluss auf die Mitarbeitergesundheit haben und 2. Potentiale aufgezeigt werden, in welchen Bereichen der Gesundheitsförderung agiert werden kann. Der Start ist die GBU des Betriebs in Zusammenarbeit mehrerer Akteure (Geschäftsleitung, Betriebsarzt, Fachkraft für Arbeitssicherheit, Gesundheitsmanager). Die Erkenntnisse hieraus sollen im PDCA – Zyklus (Plan, Do, Check, Act –Zyklus) mit der bereits gesetzten Zieldefinition verglichen werden, um ggf. Anpassungen der Ziele vornehmen und Teilziele neu formulieren zu können. Die Mitarbeiterbefragung soll zusätzlich subjektive Eindrücke vermitteln und bei den Angestellten eine hohe Identifikation mit dem Umgestaltungsprozess forcieren

Nach der Analysephase wird mit der zweiten Sitzung des Arbeitskreises die Festlegung und Planung der Interventionen durchgeführt (6). Aufgrund der gesammelten Daten und der eventuellen Neuformulierung der Ziele können nun Gegenmaßnahmen beschlossen werden.

Die Parameter zur Bestimmung der Aufgabenverteilung, Ressourcenplanung, Kostenplanung und Zeitplanung werden in dieser Phase festgesetzt. (Olfert & Rahn, 2000; Weinreich & Weigl, 2002).

3.2 Erfolgsfaktoren des BGM – Konzept

3.2.1 Die Führungsebene

In erster Linie ist der wichtigste Erfolgsfaktor für geplante BGM-Maßnahmen die Führungsebene. Um vorherrschenden Herausforderungen im betriebliche Veränderungsprozesse erfolgreich zu realisieren bedarf es absoluter Akzeptanz der Führungsetage (Weinreich & Weigl, 2002). Die Verbindung der unterschiedlichen Aspekte von Strategie, Unternehmenserfolg und der Ressource Mensch sind gerade in der Pflege sehr eng verknüpft. Der Zusammenhang von Führungsverhalten und Gesundheit der Arbeitnehmer ist mehrfach belegt (vgl. Gunkel 2004). Neben Führungsstil und Entscheidungen über Arbeitsbedingungen und -organisation erfüllt die Führungskraft eine Vorbildfunktion und sollte dieser im BGM gerecht werden. Das Gleichgewicht innerhalb des Unternehmens wird seitens der Führung in der Erkenntnis des Handlungsbedarfes aufgezeigt. Generell unterliegt die Gesamtplanung bzw. Überwachung, Kommunikation und Koordination der Führungskraft. Angestrebt wird das Ziel, entsprechend der Führungsfaktoren wie Balance / Kohärenz, Ressourcenentwicklung, Sozialenergie und betriebliche Gesundheitsförderung nach Decker & Decker (2001), zu agieren. Als Beispiel dafür dürfen, neben der gesetzlich verpflichtenden GBU, die Mitarbeiter in zusätzlichen Befragungen ihre persönliche Situation schildern. Die hieraus entwickelten Maßnahmen wie Seminare und Workshops sollen so angeboten werden, dass bei der Organisation und Planung der Bedarf nach Wissen (immaterielle Ressource), Thema, Zeitpunkt und Dauer weitgehendst berücksichtig wird. Hinzukommt, dass die Unternehmenskultur über das neue Leitbild mit Vision und Mission seitens der Führung neu definiert wird.

3.2.2 Die Partizipation

Das Prinzip der in der Ottawa – Charta der WHO (1986) genannten Partizipation zeigt auf, dass ein Gesundheitspotential erst mit der Eigenbestimmtheit bzw. die eigene Beeinflussung des Projektes den gewünschten Erfolg herbeiführt. Für die Pflege – Residenz wurde hierfür ein Gesundheitszirkel nach den Regularien des Berliner Modells jedoch inkl. der Vorgesetzten eingeführt. Um den Gesundheitszirkel möglichst produktiv zu gestalten, wurden als Variablen die Heimleitungen, zwei Stationsleitungen sowie ein Mitarbeiter jeder Einrichtung ernannt. Im Zuge der Kohärenz und sozialen Verbindung und Ausrichtung der Pflege, wurde als Entscheidungsträger die Unternehmensführung als Option mit aufgenommen. Der Grund hierfür liegt in der direkten Kommunikation und der schnelleren Entscheidungsfindung. Im Vorfeld muss jedoch klar geregelt werden, dass die Kommunikation im Sinne des Commitments stehts offen und ehrlich ist.

3.2.3 Der kontinuierlicher Verbesserungsprozess (KVP)

Als dritter Indikator zur Sicherung des Projekterfolges steht der kontinuierliche Verbesserungsprozess (KVP). Zur Bewertung des Projekts müssen Erfahrungen gesammelt und bewertet werden. Ohne eine fundierte Auswertung bleibt die Frage nach der Effektivität und Wirkung einer Maßnahme unbeantwortet im Raum stehen. Außerdem bedarf es einem dynamischen Anpassungsprozess der Zielsetzung, Planung und Kontrolle eines

Gesundheitsprojekts, um diese an die sich veränderten Gegebenheiten anzupassen. Im Projekt der Pflege – Residenz wird dies u.a. durch die Einführung neuer Kennzahlen (z.B. Teilnehmerquoten von Seminaren, Kennzahlen der Krankheitsgründe und deren Veränderungen in Korrelation zu den Teilnehmerquoten der Seminare, eine kontinuierliche Mitarbeiterbefragung für angepasste Vorträge und die Leitbildanpassung) implementiert.

4 Mitarbeiterfragebogen

4.1 Exemplarisch für die Pflege Residenz

A. Fragen zur Arbeit und Gesundheit

A1: Wie schätzen Sie Ihre derzeitige Arbeitsfähigkeit im Vergleich zur besten, je von Ihnen erreichten Arbeitsfähigkeit ein? Wenn Sie Ihre beste, je erreichte Arbeitsfähigkeit mit 10 Punkten bewerten: Wie viele Punkte würden Sie dann für Ihre jetzige Arbeitsfähigkeit geben? Bitte kreuzen Sie die entsprechende Zahl an. (0 bedeutet, dass Sie zurzeit völlig arbeitsunfähig sind).

0	1	2	3	4	5	6	7	8	9
□	□	□	□	□	□	□	□	□	□

völlig
arbeitsunfähig

zurzeit die
beste Arbeitsfähigkeit

A2: Wie schätzen Sie Ihre jetzige Arbeitsfähigkeit im Verhältnis zu den körperlichen Arbeitsanforderungen ein?

sehr gut	eher gut	mittelmäßig	eher schlecht	sehr schlecht
□	□	□	□	□

A3: Behindert Sie derzeit eine Erkrankung oder Verletzung bei der Ausübung Ihrer Arbeit? Falls nötig, kreuzen Sie bitte mehr als eine Antwortmöglichkeit an.

Ich habe keine Beeinträchtigung / Ich habe keine Erkrankung	□
Ich kann meine Arbeit ausführen, habe aber Beschwerden	□
Ich bin manchmal gezwungen, langsamer zu arbeiten oder meine Arbeitsmethoden zu ändern	□
Ich bin oft gezwungen, langsamer zu arbeiten oder meine Arbeitsmethoden zu ändern	□
Wegen meiner Krankheit bin ich nur in der Lage, Teilzeitarbeit zu verrichten	□
Meiner Meinung nach bin ich völlig arbeitsunfähig	□

A4: Glauben Sie, dass Sie, ausgehend von Ihrem jetzigen Gesundheitszustand, Ihre derzeitige Arbeit auch in den nächsten zwei Jahren ausüben können?

unwahrscheinlich	nicht sicher	ziemlich sicher
□	□	□

A5: Wie hoch schätzen Sie Ihre Kompetenzen bzgl. physiologischen Präventionsmaßnahmen ein?

sehr gut	eher gut	mittelmäßig	eher schlecht	sehr schlecht
☐	☐	☐	☐	☐

A6: Bei Antworten > / = mittelmäßig: Woher bezogen sie dieses Wissen?

B. Angaben zur Arbeit und Tätigkeit

B. Die folgenden Fragen betreffen die Anforderung bei Ihrer Arbeit. (Bitte je eine Angabe pro Zeile)

		immer	oft	manch-mal	selten	nie / fast nie
1	Haben Sie genug Zeit für Ihre Arbeitsaufgaben?	☐	☐	☐	☐	☐
2	Ist Ihre Arbeit ungleich verteilt, im Vergleich zu Ihren Mitarbeitern?	☐	☐	☐	☐	☐
3	Erfordert es Ihre Arbeit schwierige Entscheidungen zu treffen?	☐	☐	☐	☐	☐
4	Verlangt Ihre Arbeit von Ihnen, sich mit Ihrer Meinung zurückzuhalten?	☐	☐	☐	☐	☐
5	Erhalten Sie alle Informationen die Sie brauchen, um Ihre Arbeit gut zu erledigen?	☐	☐	☐	☐	☐
6	Müssen Sie manchmal Dinge tun, die eigentlich auf andere Weise getan werden sollten?	☐	☐	☐	☐	☐
7	Werden bei Ihrer Arbeit widersprüchliche Anforderungen gestellt?	☐	☐	☐	☐	☐

C. Angaben zu sozialen Belangen

C. Bitte schätzen Sie Ihr kollegiales Arbeitsumfeld ein.... (je eine Angabe pro Zeile. Wenn Sie keinen Vorgesetzten haben, kreuzen Sie bitte die Spalte ganz rechts an)

		Ja, genau	Eher ja	Eher nein	Nein, gar nicht
1	Sind Ihre Kolleginnen und Kollegen für Sie da, wenn Sie Unterstützung bei Ihrer Arbeit benötigen?	☐	☐	☐	☐
2	Erleben Sie die Zusammenarbeit mit Ihrem oder Ihrer (direkten) Vorgesetzten als konstruktiv?	☐	☐	☐	☐
3	Ist Ihre (direkte) Führungskraft für Sie da, wenn Sie Unterstützung benötigen?	☐	☐	☐	☐

(nach COPSOQ, 2019)

4.2 Begründung Inhalt Fragebogen

Der inhaltliche Aufbau des Fragebogens richtet sich in erster Linie nach der 6 Phasen –
Methode und der im Unterpunkt der Bedarfsbestimmung erarbeiteten Grobziele (vgl.
Abb. 2).

Der Fragebogen ist nach den Erfolgsfaktoren zur Implementierung eines BGM Projektes
ausgerichtet. Der Fragebogen beinhaltet Items zu Führungskraft, Partizipation sowie an-
satzweise kontinuierliche Verbesserungsprozesse.

Schwerpunkte der Informationssammlung werden auf physischen Belastungen, Arbeitsorganisation und soziale Komponenten gesetzt. Die Thematik des Arbeitsinhalts wird
hingegen nicht weiter erfragt, da dies im derzeitigen BGM – Projekt noch keine Berück-
sichtigung findet. Erst bei Erreichung erster Ziele, werden diese im Zuge der Komple-
mentierung Einzug erhalten. Der Teilaspekt „psychischen Belastung" wird hingegen
nicht direkt erfragt. Es wird durch einzelne „Nebenfragen" über den sozialen Aspekt, eine
erste grobe Einschätzung eingeholt. Durch die GBU, die nun den gesetzlichen Richtlinien
folgt, ist der Bereich der Gefahrenbeurteilung und Prävention am Arbeitsplatz abgedeckt
und wird im Rahmen der Nachhaltigkeit weiter ausgebaut.

4.2.1   Physische Belastung

Hauptanliegen dieser Abfrage (Fragenkategorie A) ist in erster Linie die subjektive
Selbsteinschätzung der Mitarbeiter. Im Zuge der stetig steigenden Krankheitstage in Pflegeberufen und zugleich der Zunahme an Präsentismus ist es besonders wichtig, die persönliche Einschätzung der Mitarbeiter über ihre derzeitige und auch künftige Leistungsfähigkeit und Ausfallquote, zu erhalten. Diese Selbsteinschätzung ermöglicht im Vorfeld
eine generelle Auskunft über den eigentlichen Status quo. Die Zahlen aus der Personalabteilung zeigen „nur" die Krankheitstage aber nicht den Zustand der Belegschaft auf.
Die Fragen in diesem Bereich sollen auf persönlicher Ebene gestellt werden. Da dem
Personal auf diese Weise Wichtigkeit vermittelt wird und nicht nur eine Nummer zu sein
bzw. als solche behandelt zu werden. In diesem Teil wird bewusst auf die Frage nach
Krankheitsdauer,- arten und -häufigkeit verzichtet. Diese Daten aus der Personalabteilung
werden in Folge der Auswertung miteinander verglichen, um eine grobe Prognose zu tä-
tigen, welcher Mitarbeiter besonders gefährdet ist länger in den Krankenstand zu geraten.
Zusätzlich wurden quantitative Fragen nach schwerem Heben, Tragen, Schonhaltung und
generell physiologischen Belastungen vermieden. Diese Daten gehen bereits aus ein-
schlägigen Berichten von Krankenkassen, Berufsverbänden und Genossenschaften

ausreichend hervor. Lediglich die Fragen A5 / A6 wurden separat aufgeführt, da diese nicht nur innerbetriebliche Maßnahmen betreffen, sondern im Zuge des Netzwerkaufbaus, aufzeigen ob über Fördermöglichkeiten von externen Kursen nach §20 SGB V ausreichend Informationen vorliegen.

4.2.2   Arbeitsorganisation / Soziale Belange

Die Fragenkategorie B und C ist eine Mischung aus unterschiedlichen Handlungsfeldern und Schwerpunkten. Der Pflegeberuf an sich ist sehr von zwischenmenschlichen Beziehungen geprägt. Ein Großteil der Arbeiternehmer im Pflegeberuf stuft die Arbeit als gesellschaftlich wichtig und sinnig ein (Jacobs et al., 2016). Somit besteht eine hohe Identifikation zum Unternehmen bzw. Beziehung zu den Mitarbeitern, welche hohen Einfluss auf die Arbeitsmotivation hat.

Die Fragen geben in der Auswertung einen ersten Einblick in Arbeitsverteilung, Kommunikation im Unternehmen, Zuständigkeitsbereiche und Führungsverhalten. Jeder Aspekt ist ein in sich bestehendes System, das jedoch eng mit den anderen Ebenen verbunden ist. Bestehen in einzelnen Punkten Diskrepanzen, müssen deren Auswirkungen systemisch betrachtet und Effekte auf anderer Ebene herausgefiltert werden.

Bei der Fragenauswahl wurde auf Korrelation geachtet. Das bedeutet, dass Fragen- bzw. Antwortkombinationen eine mögliche Schlussfolgerung der Ursache eines Problems aufzeigen können.

So besteht zwischen den Fragen B1 und B2 ein direkter Zusammenhang. Sind die Aufgaben nicht gleichwertig verteilt, muss Mitarbeiter A mehr Aufgaben erledigen als Mitarbeiter B und gerät demnach in Zeitverzug oder Zeitdruck. Zugleich entsteht die Frage wie akkurat die Informationsvermittlung der Aufgabenverteilung seitens der Stationsleitung abläuft (B5; B3). In diesem Zug wird nicht nur die faktische Arbeitsverteilung, sondern auch das soziale Attribut erfragt.

Darüber hinaus soll zum einen abgefragt werden, inwiefern die Gewichtung einzelner Aufgaben der jeweiligen Stellenbeschreibung und -besetzung entsprechen. Zum anderen, ob Mitarbeiter Entscheidungen treffen müssen, die außerhalb ihrer Befugnisse liegen und wie Führungskräfte in solchen Fällen ihren Pflichten nachkommen (Fragen B3; C3).

5 Literaturverzeichnis

Ärzteblatt (2018): Hoher Langzeitkrankenstand bei Pflegekräften.
https://www.aerzteblatt.de/nachrichten/89238/Hoher-Langzeitkrankenstand-bei-Pflegekraeftenzuletzt
(zuletzt aufgerufen am 31.07.2019 22:56 Uhr).

Bispinck, R., Dribbusch, H., Öz, F., Stoll, E. (2013): Einkommens- und Arbeitsbedingungen in Pflegeberufen.
https://www.lohnspiegel.de/html/pflegeberufe.php#
(zuletzt aufgerufen am 31.07.2019 23:08)

Bundesanstalt für Arbeitsschutz und Arbeitsmedizin (2012): Arbeit in der Pflege- Arbeit am Limit? Arbeitsbedingungen in der Pflegebranche. Onlineausgabe. Factsheet 10. Dortmund.

Bundesanstalt für Arbeitsschutz und Arbeitsmedizin (2014): Gefährdungsbeurteilung psychischer Belastung. Erfahrungen und Empfehlungen. Onlineausgabe. Berlin. Erich Schmidt Verlag.

Braun B., Müller R., Timm A. (2004): Gesundheitliche Belastungen, Arbeitsbedingungen und Erwerbsbiografien von Pflegekräften im Krankenhaus – Eine Untersuchung vor dem Hintergrund der DRG Einführung. Gemünder Ersatzkasse GEK (Hrsg). Schriften zur Gesundheitsanalyse, Bd. XXXII, Hippe: Asgard.

Bräutigam C., Evans M., Hilbert J., Öz F. (2014): Arbeitsreport Krankenhaus – Eine Online-Befragung von Beschäftigten deutscher Krankenhäuser. Düsseldorf. Hans-Böckler-Stiftung (Hrsg).

COPSOQ (2019): Die Mitarbeiterbefragung zu psychischen Belastungen am Arbeitsplatz.
https://www.copsoq.de/copsoq-fragebogen/
(zuletzt aufgerufen am 01.08.2019 um 11:39 Uhr).

Grobe, T., G., Steinmann, S., Gerr, J., (2017): BARMER Gesundheitsreport 2017. Determinanten der psychischen und somatischen Gesundheit. Berlin.

Gunkel L. (2004): Die gesundheitsfördernde Gestaltung von Führungshandeln im Betrieb - Interventionen in einem zukunftsweisenden Handlungsfeld betrieblicher Gesundheitsförderung. Hannover. Hannoversche Ärztl. Verl.- Union.

Helmrich, R., Güntürk-Kuhl, B., Hall, A., Koscheck, S., Leppelmeier, I., Maier, T., Tiemann, M. (2016): Attraktivität und Zukunftsaussichten in den Berufsfeldern Pflege und Erziehung. Working Paper Forschungsförderung, Nummer 011, Mai 2016. Hans Böckler Stiftung. Düsseldorf.

Jacobs, K., Kuhlmey, A., Greß, S., Klauber, J., Schwinger, A. (Hrsg.) (2016): Pflege-Report 2016. Die Pflegenden im Fokus. Schattauer.

Olfert, K., Rahn H.J. (2000): Lexikon der Betriebswirtschaftslehre (3.Auflage). Ludwigshafen: Kiehl (2000).

Rohmert W., Rutenfranz J. (1975): Arbeitswissenschaftliche Beurteilung der Belastung und Beanspruchung an unterschiedlichen. Bonn. Bundesminister für Arbeit und Sozialordnung Referat Öffentlichkeitsarbeit.

Simon, M., Tackenberg P., Hasselhorn H.M., Kümmerling A., Büscher A., Müller B.H. (2005): Auswertung der ersten Befragung der NEXT-Studie in Deutschland. Universität Wuppertal.
http://www.next.uni-wuppertal.de
(zuletzt aufgerufen am 30.07.2019 um 21:28 Uhr).

Rudnicka, J. (2019): Statistiken zum Durchschnittsgehalt in Deutschland.
https://de.statista.com/themen/293/durchschnittseinkommen/
(zuletzt aufgerufen am 31.07.2019 23:09).

Weinreich I., Weigl C. (2002): Gesundheitsmanagement erfolgreich umsetzen. Neuwied. Luchterhand.

Weltgesundheitsorganisation (1986): Ottawa-Charta zur Gesundheitsförderung.
http://www.euro.who.int/__data/assets/pdf_file/0006/129534/Ottawa_Charter_G.pdf
(zuletzt aufgerufen am 01.08.2019 um 11:17 Uhr).

Wissenschaftliches Institut der AOK (2019): Pflege-Report 2019. Sicherstellung von Personal und Finanzierung drängt. Pressemitteilung vom 08.07.2019. Berlin.
https://www.aok-bv.de/imperia/md/aokbv/hintergrund/dossier/pflege/pressemitteilung_pflege_report_2019.pdf
(zuletzt aufgerufen am 01.08.2019 um 11:32 Uhr).

Zander B., Busse R. (2012): Das Arbeitsumfeld als (Qualitäts-) Indikator für Patienten- und Pflegeergebnisse. In: Bechtel P, Smerdka-Arhelger J. (Hrsg). Pflege im Wandel gestalten – Eine Führungsaufgabe. Berlin/Heidelberg. Springer.

6 Abbildungsverzeichnis

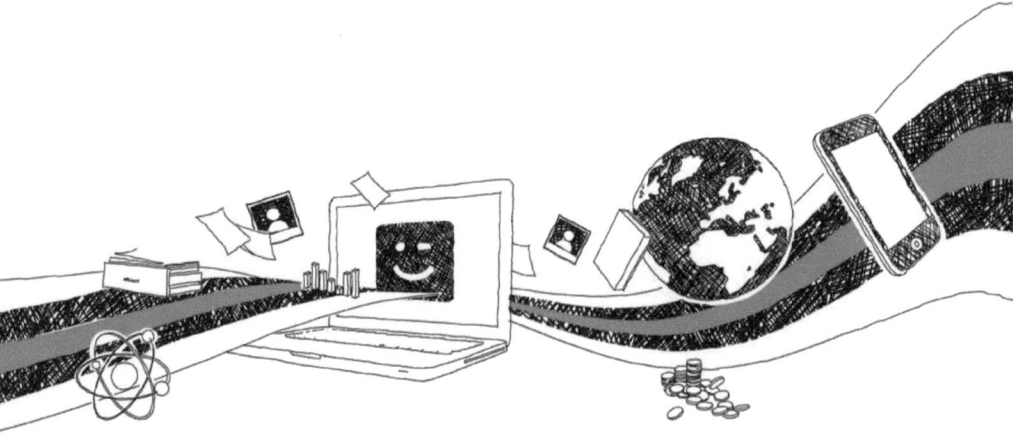
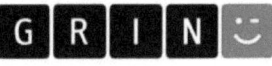